Dᵣ JOSEPH LANDO

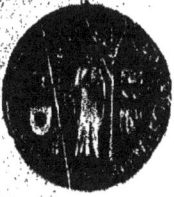

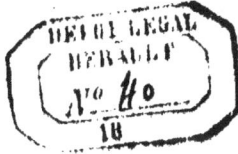

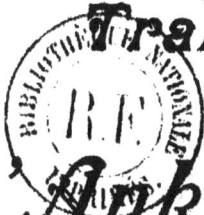

Traitement

de

l'Ankylose osseuse

de l'articulation

temporo-maxillaire

MONTPELLIER
G. FIRMIN, MONTANE ET SICARDI

TRAITEMENT

DE

L'ANKYLOSE OSSEUSE

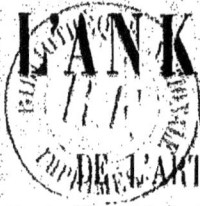

DE L'ARTICULATION TEMPORO-MAXILLAIRE

PAR

Joseph LANDO

DOCTEUR EN MÉDECINE

LICENCIÉ ÈS-SCIENCES

EX-PRÉPARATEUR A LA STATION DE ZOOLOGIE MARINE D'ENDOUME

MONTPELLIER

IMPRIMERIE Gustave FIRMIN, MONTANE et SICARDI

Rue Ferdinand-Fabre et quai du Verdanson

—

1905

PERSONNEL DE LA FACULTÉ

MM. MAIRET (※) . . . . Doyen
TRUC . . . . Assesseur

Professeurs

Clinique médicale . . . . MM.	GRASSET (※)
Clinique chirurgicale	TEDENAT.
Clinique obstétric. et gynécol.	GRYNFELTT.
— ch. du cours, M. GUÉRIN.	
Thérapeutique et matière médicale	HAMELIN (※)
Clinique médicale	CARRIEU.
Clinique des maladies mentales et nerv. . .	MAIRET (※)
Physique médicale	IMBERT.
Botanique et hist. nat. méd.	GRANEL.
Clinique chirurgicale	FORGUE.
Clinique ophtalmologique	TRUC.
Chimie médicale et Pharmacie	VILLE.
Physiologie	HEDON.
Histologie	VIALLETON.
Pathologie interne	DUCAMP.
Anatomie	GILIS.
Opérations et appareils	ESTOR.
Microbiologie	RODET.
Médecine légale et toxicologie	SARDA.
Clinique des maladies des enfants	BAUMEL.
Anatomie pathologique	BOSC.
Hygiène	BERTIN-SANS

Professeur adjoint : M. RAUZIER.
Doyen honoraire : M. VIALLETON.
Professeurs honoraires :
MM. JAUMES, PAULET (O. ※), E. BERTIN-SANS (※)
M. H. GOT, *Secrétaire honoraire*

Chargés de Cours complémentaires

Accouchements . . . . MM.	VALLOIS, agrégé libre.
Clinique ann. des mal. syphil. et cutanées	BROUSSE, agrégé
Clinique annexe des mal. des vieillards.	RAUZIER, agrégé libre.
	Professeur adjoint.
Pathologie externe	DE ROUVILLE, agrégé.
Pathologie générale	RAYMOND, agrégé.

Agrégés en exercice

MM. BROUSSE	MM. VIRES	MM. SOUBEIRAN
DE ROUVILLE	VEDEL	GUÉRIN
PUECH	JEANBRAU	GAGNIERE
GALAVIELLE	POUJOL	GRYNFELTT Fd.
RAYMOND	ARDIN-DELTEIL	

M. IZARD, *secrétaire.*

Examinateurs de la Thèse

MM. FORGUE, *président.*	MM. BROUSSE, *agrégé.*
ESTOR, *professeur.*	JEANBRAU, *agrégé.*

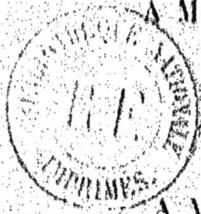

A MON PÈRE

A MA MÈRE

A MES FRÈRES

A MES SOEURS

A MES PARENTS ET AMIS

J. LANDO.

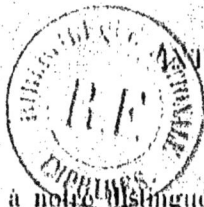

INTRODUCTION

C'est à notre distingué maître, M. le professeur Forgue, qu'est due l'idée de ce travail que nous soumettons comme sujet de thèse inaugurale. Aussi bien, tenons-nous, comme premier devoir, à le remercier bien vivement, pour les nombreux et sages conseils qu'il n'a cessé de nous donner pendant notre stage — trop court assurément — à sa Clinique et pour l'honneur qu'il nous a fait d'accepter la présidence de notre thèse.

Nous offrons le témoignage de notre profonde gratitude à nos excellents amis MM. les docteurs M. Gaunet et Michel, chefs de clinique et médecins des hôpitaux de Marseille, qui ont guidé avec la plus extrême bienveillance nos premiers pas dans la clinique médicale.

Nous prions M. le docteur Riche, chef de clinique du service, d'agréer l'expression de notre reconnaissance pour les conseils qu'il nous a donnés et l'observation qu'il a bien voulu nous soumettre.

Que Mlle R. Wassermann nous permette de lui offrir l'hommage de notre respectueuse sympathie et de nos vifs remerciements pour le gracieux concours qu'elle nous a prêté dans la traduction des ouvrages allemands dans lesquels nous avons largement puisé.

C'est en effet, dans les mémoires parus à l'étranger que

nous avons recueilli les principaux documents de notre travail. Nous nous sommes également inspiré des articles de MM. Mauclair et Heydenreich sur l'ankylose et de la thèse de M. Zipfel.

Aux observations principales parues sur l'ankylose temporo-maxillaire, nous en avons ajouté une intéressante d'un malade du service opéré par M. le professeur Forgue.

EXPOSITION ET PLAN

Nous avons traité notre sujet en cinq chapitres ou parties.

Dans un premier chapitre, nous faisons l'historique de la question en mentionnant les auteurs qui ont indiqué ou pratiqué le traitement de l'ankylose temporo-maxillaire et en exposant rapidement les procédés opératoires auxquels ils ont eu recours.

Dans un deuxième chapitre, nous donnons un court aperçu de l'étiologie et de la pathogénie, de l'anatomo-pathologie, de la symptomatologie, du diagnostic et du pronostic de cette affection.

Dans un troisième chapitre, nous abordons le traitement de l'ankylose osseuse temporo-maxillaire, traitement palliatif et traitement curatif avec ses méthodes et les procédés opératoires connus.

Dans une quatrième partie, nous faisons l'étude critique de ces procédés opératoires, nous attachant à en établir la valeur respective et à en fixer les indications.

Dans un dernier chapitre, nous donnons un résumé des principales observations parues sur les cas d'ankylose de la mâchoire et nous rapportons l'observation d'un malade du service, observation que nous devons à l'obligeance de M. le docteur Riche.

Nous terminons enfin par les conclusions générales qui nous ont paru se dégager de cette étude et par un tableau résumé de toutes les observations par nous mentionnées.

TRAITEMENT

DE

L'ANKYLOSE OSSEUSE

DE L'ARTICULATION TEMPORO-MAXILLAIRE

CHAPITRE PREMIER

HISTORIQUE

L'histoire de l'ankylose temporo-maxillaire, au point de vue du traitement, a passé par trois phases successives.

Dans une première période, qui va jusqu'au commencement de ce siècle, les chirurgiens de l'époque considéraient cette affection comme au-dessus des forces de l'art et n'avaient nullement essayé d'y remédier par une intervention tant soit peu sérieuse ; les applications chaudes, les cataplasmes, les scarifications sur les bords des gencives constituaient tout l'arsenal thérapeutique que l'on savait utiliser dans la constriction des mâchoires.

La deuxième période s'ouvre avec Ténon et est caractérisée par des essais d'interventions logiques et rationnelles. Ténon, en effet, introduisait entre les arcades dentaires des coins de bois au moyen desquels il faisait la dilatation progressive de la cavité buccale. Après lui, Larrey a recours au même procédé thérapeutique, qu'il perfectionne. Bonnet fait un pas de plus et applique à un cas d'ankylose de la mâchoire d'origine rhumatismale le redressement forcé. C'est alors que l'on construit des instruments spéciaux tels que les leviers et dilatateurs de Valentin Mott, Stromeyer ou Heister, pour ne citer que les principaux.

Avec les chirurgiens modernes s'ouvre la troisième phase ; et c'est à Rhéa Barton, de Philadelphie, que revient l'honneur d'avoir institué le premier véritable traitement chirurgical.

Rhéa Barton eut l'idée de traiter une ankylose de la hanche par une section osseuse faite au voisinage de l'articulation ankylosée. Ce que ce chirurgien fit à la hanche, Bérard le fit à la mâchoire. En effet, en 1838, on lit, dans un article de Bérard sur l'« ankylose », la phrase suivante : « Nous croyons qu'il serait préférable d'appliquer ici un traitement analogue à celui que Rhéa Barton a mis en usage pour rendre à la cuisse les mouvements dans un cas d'ankylose coxo-fémorale. On devrait découvrir et scier chacun des condyles de la mâchoire et, par des mouvements répétés, déterminer l'établissement d'une fausse articulation. »

La même idée de Bérard fut ensuite reprise par plusieurs chirurgiens, dont il convient de citer les noms de Carnochan, de New-York, de Richet et de Dieffenbach.

Carnochan (1840), en appliquant, à la façon de Bonnet, la dilatation forcée à l'aide d'un dilatateur à vis à une ankylose temporo-maxillaire, produisit, sans le vouloir, une fracture condylienne. Quelques jours après cette opération, le malade ayant acquis une certaine mobilité de son articulation, Carnochan venait de découvrir de ce fait un nouveau traitement par la formation d'une pseudarthrose.

En 1850, Richet propose la section du col du condyle, même dans les cas d'ankylose bilatérale de la mâchoire.

Seulement, cette méthode n'a été mise en pratique que beaucoup plus tard et par un petit nombre de chirurgiens.

En 1854, G. Humphry, de Cambridge, traita une ankylose temporo-maxillaire par la résection du condyle ; il créait ainsi une nouvelle méthode.

Dieffenbach propose, en 1856, la section de la branche montante du maxillaire inférieur. Cette opération est exécutée sept ans plus tard par Grube, de Charkow.

En 1854, Esmarch eut l'idée de créer une pseudarthrose sur le corps du maxillaire et exposa sa conception au Congrès de Gœttingen.

En 1857, Rizzoli, ignorant cette conception du chirurgien allemand, pratiqua, le premier, la section des os en avant des adhérences.

Levrat propose une modification des procédés d'Esmarch et de Rizzoli au Congrès français de chirurgie le 17 mars 1888.

Bennett (Sem. méd., 1889) applique avec succès l'excision des deux angles du maxillaire inférieur à une ankylose bilatérale.

Little (1873), Whitehead (1874) publient des modifications du procédé de résection des condyles.

En 1878, Kœnig donne un procédé opératoire fort minutieusement détaillé ; il fait la résection de l'article temporo-maxillaire.

Puis paraissent les mémoires de Rossander (1878), de Schulten, de Ranke, et de Mazzoni (1878), de Hagedorn (1880), de Langenbeck, Abbe, Pugho, etc., etc.

Enfin, nous arrivons aux importants travaux de Bassini en Italie (1870), de Mears en Amérique (1883), de Ranke en Allemagne (1885). Avec ce dernier auteur, la création d'une pseudarthrose au niveau de l'articulation temporo-maxillaire est le traitement actuel de l'ankylose de la mâchoire inférieure.

CHAPITRE II

ETIOLOGIE. — PATHOGENIE

On a observé l'ankylose temporo-maxillaire dès la naissance ; elle est alors de nature osseuse, et il est assez malaisé d'en donner la pathogénie, quelque notion que l'on ait de l'ossification du temporal et du maxillaire inférieur.

Dans les premiers mois de la vie, l'ankylose a pour facteur étiologique un traumatisme occasionné au cours d'un accouchement laborieux, le trauma étant déterminé par des tractions intempestives sur le maxillaire inférieur, ou par une application de forceps. Elle a été observée par Solger (*Arch. für Anat. und Physiol.*, 1874) et Berardi (*Lo Sperimentale*, 1891).

Chez l'enfant et l'adolescent, les facteurs étiologiques sont de deux ordres : il y a des causes locales et générales.

A. *Causes locales.* — Les principales causes qui déterminent le plus généralement l'ankylose temporo-maxillaire sont les suivantes :

1° L'arthrite traumatique : A la suite d'une chute sur le menton, il peut y avoir fracture du condyle et enfoncement de la paroi antérieure du conduit auditif externe ; survient alors une arthrite aiguë traumatique qui laisse après elle une ankylose plus ou moins prononcée de l'articulation. Nous verrons dans les observations citées à la fin de ce travail, des cas analogues présentés par Ranke et Bottini. Une forte contusion de la région, une plaie même peut amener la même complication. Ainsi, Mears rapporte le cas d'une femme qui avait reçu un coup de feu au niveau de la région temporo-maxillaire à l'âge de deux ans. Chez le petit malade de Pughe, la contusion avait été produite sous le menton par l'un des bras d'un charreton.

2° Les arthrites aiguës non suppurées, et, parmi elles, l'arthrite rhumatismale qui a une grande tendance à devenir bilatérale, et l'arthrite blennorrhagique se terminent souvent par une ankylose plus ou moins complète.

3° Les arthrites aiguës suppurées. Leur terminaison habituelle est l'ankylose. En général, comme le fait remarquer Mauclair, l'affection première, origine de l'inflammation articulaire, masque en partie la symptomatologie de l'arthrite, — comme c'est le cas de l'arthrite consécutive à une plaie suppurante de voisinage, — mais, quand l'article seul suppure et que son inflammation reste bien circonscrite, — comme c'est le cas des arthrites infectieuses ou des arthrites traumatiques suppurées, — la symptomatologie apparaît nettement dès le début. Ces arthrites aiguës suppurées sont le reliquat de maladies infectieuses telles que la scarlatine (Schulten, Rossander), la rougeole (Heath), la fièvre typhoïde (Kœnig), la fièvre puerpérale, etc.

4° L'arthrite tuberculeuse ou tumeur blanche de l'articulation temporo-maxillaire est très rare. Elle peut être idiopathique ou secondaire à une tuberculose du temporal ou à l'otite tuberculeuse.

5° L'otite moyenne laisse quelquefois après elle une ankylose de la mâchoire, et l'on s'explique aisément cette redoutable complication par la minceur relative de la lame osseuse qui unit la tête du condyle au conduit auditif externe. Ranke et Kœnig mentionnent des cas où l'ankylose a eu cette origine.

6° L'arthrite sèche. Elle a été assez souvent observée à l'articulation temporo-maxillaire et elle produit dans ces cas tantôt une hypertrophie considérable du condyle du maxillaire, tantôt, au contraire, une atrophie notable avec aplatissement de la cavité glénoïde. Mais « le point le plus important à signaler, dit Mauclair, c'est la formation possible de stalactites osseuses périarticulaires allant du condyle au pourtour de la cavité glénoïde et produisant une ankylose ». La terminaison possible de ces arthrites sèches est l'ankylose osseuse périphérique.

7° Des luxations irréductibles, nous disent Kœnig et Mazzoni, peuvent déterminer une ankylose de la mâchoire.

8° Les malformations congénitales du maxillaire inférieur, ainsi que le rapporte Langenbeck dans une observation.

9° Enfin, l'ostéomyélite. En effet, Ranke relève ce facteur étiologique dans une de ses trois observations et nous l'avons nous-même relevé chez un malade du service clinique de M. le professeur E. Forgue, dont nous donnons l'observation dans ce mémoire.

B. *Causes générales.* — L'influence de la diathèse rhumatismale est bien connue comme pouvant produire une ankylose partielle ou totale des articulations.

L'influence de l'âge si manifeste dans les autres ankyloses intervient peu dans notre cas particulier, qui se manifeste surtout, nous l'avons dit, dans l'adolescence. Exceptionnellement, il est vrai, des ostéophytes peuvent se produire sur les extrémités osseuses chez les jeunes sujets dont quelques-uns peuvent être atteints de myosite ossifiante.

Nous ne dirons rien également des attitudes fonctionnelles, mais nous mentionnerons l'immobilité prolongée comme pouvant déterminer une ankylose chez des sujets prédisposés.

ANATOMO-PATHOLOGIE

L'ankylose temporo-maxillaire peut être soit fibreuse, soit osseuse, soit fibro-osseuse. Ces trois classes peuvent se subdiviser elles-mêmes en deux variétés : centrale ou intraarticulaire et périphérique ou périarticulaire.

L'ankylose fibreuse centrale se caractérise par une altération très nette des surfaces articulaires qui sont constituées par du tissu fibreux qui les unit et remplit tous les replis synoviaux.

Dans l'ankylose fibreuse périphérique, il y a hyperplasie considérable du tissu fibreux, qui se dispose en un véritable manchon autour de l'articulation.

Dans la variété osseuse périphérique, il y a ossification des ligaments, mais la cavité articulaire est respectée.

Il y a, au contraire, disparition partielle ou totale de la cavité articulaire dans l'ankylose osseuse centrale, et les os sont intimement soudés sur toute leur surface, formant ainsi un tout massif.

Ce qui frappe surtout dans l'ankylose osseuse, c'est un épaississement plus ou moins considérable de l'os qui acquiert quelquefois un volume double ou triple du volume normal, et, en même temps qu'une disparition plus ou moins grande du cartilage, une dureté excessive de l'os. En particulier, chez notre malade opéré par M. le professeur Forgue, il y avait une véritable éburnation de l'os, dont l'épaisseur atteignait le triple de l'épaisseur normale. Aussi, l'ostéotomie à l'aide du ciseau et du maillet fut très pénible et longue.

Outre les altérations osseuses et cartilagineuses, il y a des altérations de tous les éléments de l'articulation (synoviale, capsule, ligaments). A noter aussi des rétractions musculaires d'autant plus prononcées que l'ankylose est plus ancienne et même de la myosite ossifiante. On trouve aussi quelquefois une ossification des tendons à leurs insertions.

L'aboutissant de toutes ces lésions est une disparition partielle ou totale de la mobilité des surfaces articulaires, une soudure intime entre la cavité glénoïde du temporal et le condyle, entre l'apophyse coronoïde et l'os malaire.

SYMPTOMATOLOGIE ET DIAGNOSTIC

La symptomatologie de l'ankylose osseuse temporo-maxillaire se traduit par un signe qui est pathognomonique : l'immobilité absolue de la mâchoire inférieure dans la cavité glénoïde du temporal. Le malade ne peut ouvrir la bouche, qu'il veuille exécuter des mouvements spontanés ou provoqués.

A ce symptôme du début s'ajoutent des symptômes secondaires, qui sont : 1° des troubles de la phonation (le malade parle entre les dents, il articule avec peine) ; 2° des troubles de la respiration, qui s'accentuent au moindre catarrhe nasal ; 3° des troubles de la nutrition d'autant plus rapides que le contact des arcades dentaires est plus intime ; 4° des troubles trophiques ; on note toujours une atrophie de la mâchoire quand l'ankylose s'établit pendant la période de croissance ; la pression des arcades l'une contre l'autre produit des déviations dentaires ; on peut voir aussi une déviation de la face dans le cas d'ankylose unilatérale.

Le diagnostic découle de la symptomatologie. Il ne faut jamais négliger de s'assurer de l'état de l'articulation du côté opposé pour affirmer l'unilatéralité ou la bilatéralité de l'affection. En cas de constriction de la mâchoire due à des brides cicatricielles, la recherche de ces dernières, le contrôle de la souplesse des muscles buccinateur et masseter en cas de rétraction musculaire ne devront pas être négligés. Ce contrôle sera fait par le palper et le toucher intrabuccal.

Pour plus de sûreté, il faudra recourir aux anesthésiques, et, à ce sujet, le chloroforme permettra les tentatives d'écartement forcé des mâchoires. L'électricité peut donner des résultats dans quelques cas.

Pour compléter le diagnostic, il ne sera pas inutile de recourir à d'autres facteurs importants tels que l'étiologie, la marche de l'affection et sa durée.

PRONOSTIC

Le pronostic de l'ankylose temporo-maxillaire est grave.

En effet, si les fonctions de nutrition et de phonation ne sont pas trop compromises quand il y a un certain écartement entre les arcades dentaires, elles le deviennent rapidement quand les dents sont en contact intime. Le malade ne peut alors se nourrir qu'au moyen d'un tube introduit dans les fosses nasales ou, ce qui est bien préférable, à la faveur d'une brèche faite aux arcades dentaires par l'avulsion d'une ou plusieurs dents. De toute façon, l'alimentation est défectueuse et la nutrition compromise. De plus, le séjour prolongé de parcelles alimentaires dans la bouche en amène leur décomposition ; de là des altérations dentaires et des accidents inflammatoires, de là une source d'infection.

Du côté de la fonction de respiration, les dangers ne sont pas moindres. Il y a gêne respiratoire, et cette gêne peut devenir considérable au moindre catarrhe nasal. En cas de vomissements surtout, il y a danger de suffocation ; les ma

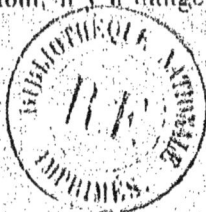

2

lières expulsées de l'estomac trouvant une barrière au niveau des arcades dentaires, sont gênées dans leur sortie et peuvent refluer vers le pharynx et s'engager dans les voies aériennes.

Il y a enfin gêne de la phonation : les malades articulent mal, ils parlent entre les dents.

CHAPITRE III

TRAITEMENT

Nous mentionnerons simplement le traitement palliatif qui consiste à assurer l'alimentation du malade par une brèche faite aux arcades dentaires, et nous entrons de suite dans le cœur de notre question en exposant plus longuement le traitement curatif.

Deux grandes méthodes ont été tour à tour employées : l'ostéotomie et la résection.

A. — Ostéotomie

Cette méthode comprend quatre procédés principaux, qui sont, par ordre chronologique : 1° l'ostéotomie linéaire du col du condyle ; 2° l'ostéotomie du col du condyle et de l'apophyse coronoïde ; 3° l'ostéotomie de l'apophyse coronoïde ; 4° l'ostéotomie cunéiforme du col du condyle.

1° *Ostéotomie linéaire du col du condyle.* — Nous ne citerons que pour mémoire le procédé de Grube, qui fait la section du col du condyle à l'aide d'un ciseau introduit dans la bouche et appliqué contre le col.

Carnochan, de New-York, et Richet abordent le col du condyle en divisant la peau par des incisions différentes.

Procédé de Richet (1850). — Ce procédé n'a jamais été fait que sur le cadavre. Voici en quoi il consiste :

Dans un premier temps opératoire, Richet fait une incision de quatre centimètres qu'il mène parallèlement à l'arcade zygomatique et à un centimètre au-dessous de cette arcade, en partant du bord antérieur du conduit auditif.

Dans un deuxième temps, il incise l'aponévrose parotidienne, traverse la parotide et arrive, en dernier plan, sur le col du condyle. Dans un troisième temps, il incise longitudinalement le périoste et introduit jusqu'au dessous de l'os une sonde cannelée mousse et de courbure appropriée pour pouvoir contourner l'os.

Dans un quatrième temps, il glisse dans la concavité de cette sonde une aiguille courbe et mousse qui entraîne après elle une scie à chaîne. Dans un dernier temps, il fait, au moyen de cette scie, la section du col.

2° *Ostéotomie du col du condyle et de l'apophyse coronoïde (procédé de Dieffenbach, 1856).* — Dieffenbach attaque le massif osseux par l'intérieur de la bouche. « On conduit, dit-il, un ciseau à manche de bois, à lame large d'un tiers de pouce, le plus haut possible au-dessus des dernières molaires, et en frappant avec un marteau de bois, on divise la branche montante, d'avant en arrière, aussi près que possible du col du condyle ; on en fait autant de l'autre côté ; puis on imprime des mouvements à la mâchoire, et, si ces mouvements s'impriment librement, on remplit la plaie de charpie et on applique à l'extérieur un bandage convenable. »

Ce procédé a été repris, avec quelques légères modifications, par de Schullen et Grube de Charkow.

3° *Ostéotomie de l'apophyse coronoïde (procédé de Langenbeck).* — « Une incision de la peau, longue d'un pouce, dit Langenbeck, est faite au-dessous du bord inférieur de l'os malaire ; la peau et les fibres du muscle sont sectionnés jusqu'à ce que l'on arrive sur la face externe de l'apophyse. Avec un élévateur, on la dénude, et avec une scie à chaîne introduite par la scissure semi-circulaire, on la coupe d'arrière en avant vers la base. La même opération est faite des deux côtés ; immédiatement, on obtient un écartement actif et passif suffisant pour l'introduction de deux travers de doigt. »

4° *Ostéotomie cunéiforme du col du condyle* (procédé de R. Abbe, 1880). — Abbe (*New-York med. Journ.*, 1880) indique le procédé suivant : Il fait deux incisions à angle droit ; l'une horizontale va de l'angle postérieur de l'os malaire au tubercule de l'apophyse zygomatique, l'autre verticale de trois centimètres descend depuis ce même tubercule jusqu'à la partie moyenne du creux parotidien. Il détache avec soin les insertions supérieures du masséter et rejette en bas ce muscle avec le nerf facial et la parotide. Il attaque le col du condyle avec le ciseau et ne le divise qu'en partie ; l'écartement forcé des mâchoires achève de rompre l'os.

B. — RÉSECTION

Les partisans de cette méthode ont fait, les uns, la résection simple du condyle, les autres la résection combinée du condyle et de l'apophyse coronoïde, d'autres enfin la résection de la branche montante du maxillaire. De là, trois procédés que nous allons décrire.

1. — *Résection simple du condyle*

1° *Procédé de Humphry* (1884). — Le procédé de Humphry, de Cambridge, est le premier en date. Ce chirurgien fait une

première incision curviligne allant de l'apophyse zygomatique
à l'oreille et passant légèrement au-dessus de l'articulation,
et une seconde incision partant de la première et dirigée
directement en haut à travers l'apophyse zygomatique en
respectant l'artère temporale. Puis il sectionne le condyle avec
une scie et extirpe la partie réséquée avec une pince forte.

2° *Procédé de Bottini* (1872). — Bottini, de Pavie, fait une
incision directe perpendiculairement à l'articulation temporo-maxillaire, parallèlement au condyle et quelques millimètres au-devant de lui ; il gagne l'os directement, le dénude,
enlève le périoste et fait la section osseuse à l'aide de la gouge
et du maillet.

3° *Procédé de Little* (1874). — Little fait l'incision parallèlement au bord inférieur de la mâchoire, désinsère avec
soin ; il forme ainsi un vaste lambeau qu'il rejette jusqu'à
ce qu'il arrive sur le condyle. Puis il résèque l'os au moyen
d'un petit trépan et il termine la résection au ciseau.

4° *Procédé de Mazzoni* (1877). — Mazzoni fait une incision
de trois centimètres exactement sur la saillie condylienne et
jusqu'à l'os qu'il dénude et résèque avec une pince de Liston,
puis il enlève la portion osseuse à l'aide d'une pince de Daviel.

5° *Procédé de Bassini* (1879). — Bassini fait une « incision
légèrement courbe à convexité antéro-inférieure, pour éviter
les rameaux nerveux de la région, incision commençant au
niveau de l'extrémité externe de la racine transverse de l'arcade zygomatique et descendant jusqu'à la partie inférieure
du lobule de l'oreille, puis va horizontalement en arrière. »
De cette façon, il respecte les filets nerveux du trijumeau et
du facial et l'artère transversale, et la voie est plus large. Ar-

rivé au col du condyle, il l'isole avec un instrument spécial, par lui construit, de forme d'une feuille de myrte incurvée. Il résèque l'os au moyen d'un petit trépan et l'enlève avec une petite tenaille.

6° *Procédé de Pughe* (1883). — Pughe (*In the Lancet*, 1883) fait une incision le long de l'arcade zygomatique et une autre parallèlement au col du condyle et descendant à une courte distance ; il rabat ce lambeau, met à nu l'articulation et fait la résection du condyle.

7° *Procédé de Bull* (1885). — Bull (*In New-York Med. Journ.*, 1885) fait une incision de trois centimètres parallèlement au bord de l'arcade zygomatique et une seconde, verticale, de 18 millimètres partant du tiers postérieur de la première. Il arrive sur le condyle et la saillie articulaire, refoule le périoste en arrière et résèque l'os à l'aide d'un ciseau, d'une gouge et d'une rugine.

8° *Procédé de Heath* (*British Med. Journ.*, 1884). — Heath fait une incision verticale le long des deux tiers supérieurs du bord postérieur de la branche montante du maxillaire, incision allant jusqu'à l'os qui est ensuite dépouillé en avant et en arrière des parties molles. Il sectionne le condyle au moyen de la scie d'Adam.

9° *Procédé d'Ollier*. — Ollier conseille, avant d'aborder l'os, de chercher le nerf facial et de le récliner en haut ou en bas. Il fait une incision en T. La branche horizontale du T, longue de trois à quatre centimètres, commence au niveau du lobule de l'oreille, en arrière et aboutit à cinq millimètres au-dessous de l'arcade zygomatique. La branche verticale, longue de deux centimètres et demi, part en haut, de la réu-

nion des deux tiers antérieurs avec le tiers postérieur de la
première incision. Il procède à petits coups, puis une fois
sur le nerf, il l'érigne et attaque l'os avec le ciseau.

10° *Procédé de Kraske* (Baumgartner, *Beit. z. Klin. Chir.*,
XVII, 1). — Kraske fait une première incision qui contourne
la moitié supérieure de l'insertion du pavillon de l'oreille pour
descendre au devant de l'oreille jusqu'à un centimètre au-dessous de l'arcade zygomatique ; et une seconde incision perpendiculaire à la première et longue de trois centimètres,
menée parallèlement à l'arcade zygomatique. Il sectionne
l'artère temporale entre deux ligatures et décolle l'insertion
supérieure du pavillon de l'oreille. De cette façon, il obtient
un champ opératoire plus vaste.

II. — *Résection du condyle et de l'apophyse coronoïde.*

1° *Procédé de Kœnig*, 1878 (*Deustche Zeitschrift für Chirurgie*). — Kœnig fait une première incision de trois centimètres
le long du bord inférieur de l'arcade zygomatique, allant jusqu'à l'os ; puis, du milieu de cette incision, il en mène une
seconde de deux centimètres, dirigée en bas et normalement
à la première. Puis, incisant doucement de haut en bas, de
façon à respecter les vaisseaux de la face et ceux de la parotide, il arrive sur l'os qu'il rugine de chaque côté. Il sépare
alors le col du condyle au moyen de la scie à chaîne ou de
la gouge et du marteau et extirpe la portion d'os excisé avec
un davier ou une gouge creuse. Pour réséquer l'apophyse
coronoïde il agrandit de un centimètre l'incision le long du
bord inférieur de l'arcade zygomatique et attaque cette apophyse avec le ciseau ou la scie à chaîne.

2° *Procédé de de Schulten* (1879). — De Schulten fait une

« incision de deux centimètres à deux centimètres et demi suivant une ligne commençant vers le bord inférieur de l'arcade zygomatique située au même niveau que le bord postérieur de l'apophyse coronoïde et descendant en bas et en arrière dans la direction du masséter ».

Il écarte les fibres avec un instrument mousse, met à nu l'apophyse avec un élévateur, puis la sectionne au ciseau.

3° *Procédé de Ranke*, 1885 (In *Verhandlungen des Deutschen Gesselschaft für chirurgie*, Vierzenther congress, 1885).

— Ranke fait la résection de l'articulation temporo-maxillaire d'après la méthode de Kœnig qu'il modifie en laissant de côté la seconde incision superficie : pour ne point entamer le facial. Mais cette modification rend le procédé beaucoup plus difficile.

4° *Procédé de Kummer* (*Soc. de chir.*, 6 avril 1892). — Kummer a recours à une incision horizontale de l'extrémité postérieure de laquelle il fait partir une incision verticale remontant à trois centimètres, et résèque l'apophyse zygomatique qu'il laisse adhérente au lambeau cutané.

5° *Procédé d'Helférich*. — Helférich (*Deutsche Gesselschaft für chirurgie*, XXIII° Congrès, 1894), pour se mettre à l'abri, de façon plus sûre contre la possibilité d'une récidive de l'ankylose, a fait suivre la première partie de l'opération — résection du condyle — d'une interposition musculaire entre les parties osseuses divisées. Il taille, dans toute l'épaisseur du muscle temporal un lambeau de quatre à cinq centimètres de large à pédicule inférieur et renverse ce lambeau musculaire de haut en bas après avoir réséqué l'apophyse zygomatique. Puis dans l'espace ménagé entre les parties osseuses ainsi séparées, il place la pointe de ce lambeau et la suture aux bords de cet espace.

III. Section de la branche montante du maxillaire.

Quelques chirurgiens ont songé à intervenir sur la branche montante du maxillaire, au lieu de créer une pseudarthrose au niveau du condyle ; et cela, soit à cause de l'existence de conditions particulières pouvant nécessiter l'intervention en cet endroit, soit par application d'un principe général (Heydenreich).

1° *Procédé d'Ollier.* — Quand l'on veut intervenir sur la branche montante du maxillaire, Ollier conseille la technique suivante : incision partant du lobule de l'oreille, se dirigeant vers l'angle de la mâchoire et allant finir sous le bord inférieur de l'os. Cette incision doit avoir quatre centimètres de longueur. Cela fait, on isole doucement la branche cervicale du nerf facial et on la récline, on désinsère le masséter, puis, au moyen d'une forte cisaille, on sectionne la branche montante ou on en résèque une partie.

2° *Procédé de Bennett.* — Bennett (*Sem. Méd.* 1889) a réalisé un succès par l'application de l'excision des deux angles du maxillaire inférieur à une ankylose bilatérale temporo-maxillaire. Il a eu soin de respecter les fibres du ptérygoïdien interne et du masséter qui s'inséraient en avant de la section osseuse.

3° *Procédé de Rochet.* — Rochet (*Arch. prov. de Chirurgie*, t. V) conseille de faire porter la section vers la partie inférieure ou la partie moyenne de la branche montante et de faire une interposition musculaire. Il fait, à cet effet, une excision osseuse cunéiforme et taille un lambeau musculaire de bas en haut dans l'épaisseur du masséter ; puis il suture cette lame au ptérygoïdien interne après l'avoir placée avec soin dans l'espace ménagé entre les fragments créés par l'excision osseuse.

CHAPITRE IV

DE LA VALEUR COMPARÉE DES DIFFÉRENTS PRO-CÉDÉS DANS LE TRAITEMENT DE L'ANKYLOSE TEMPORO-MAXILLAIRE.

Si nous comparons entre elles les deux grandes méthodes de Richet et de Humphry : ostéotomie et résection, nous sommes tout naturellement porté à trouver la résection beaucoup plus difficile que l'ostéotomie. Cette dernière méthode, surtout par le procédé Richet, est assez aisée et on arrive à l'exécuter très rapidement sur le cadavre. La résection du condyle est une opération ordinairement laborieuse ; la résection de l'apophyse coronoïde adhérente à une partie osseuse du voisinage (arcade zygomatique par exemple) en est quelquefois le complément indispensable, comme le fait observer Heydenreich, ce qui en augmente la difficulté et la longueur. De plus, cette opération n'est que le commencement du traitement ; elle doit être suivie de manœuvres d'exercices orthopédiques constants et persévérants, consistant en des séances de dilatation journalière au moyen d'instruments dilatateurs (appareils de Roser, d'Heister, etc., etc.).

Abstraction faite des difficultés opératoires, la résection est bien préférable à l'ostéotomie parce qu'elle répond mieux à la majorité des cas. Mais qu'il s'agisse d'ostéotomie ou de résection un point est capital ; c'est la question de l'incision. En effet, un danger imminent attend l'opérateur dans l'opération de l'ankylose temporo-maxillaire : la présence de filets nerveux extrêmement importants — branche temporo-faciale du nerf facial par exemple.

Au point de vue de l'incision, il y a deux catégories nettement tranchées : incisions directes, incisions combinées.

Parmi les premières, les unes sont linéaires, longeant parallèlement l'articulation ou normales à celles-ci (incisions de Richet, de Mazzoni, de Bottini) ; les autres sont curvilignes (incisions de Kœnig, d'Abbe). Nous ne parlerons pas de l'incision faite par l'intérieur de la cavité buccale, qui n'a pas trouvé de partisans.

Nous croyons devoir rejeter ces incisions uniques comme étant insuffisantes même quand il ne s'agit que de sectionner le col du condyle. Elles ne donnent, en effet, aucun jour, elles limitent au minimum le champ opératoire dans une région elle-même très restreinte ; elles risquent enfin de blesser le facial ; même avec l'incision curviligne de Bassini, ce risque existe. Les incisions combinées sont assurément préférables, bien qu'insuffisantes ; elles sont aussi variées que les procédés.

Le procédé de Bottini a contre lui, comme toute résection continue, dit Ranke, le danger de la reconstitution des parties osseuses séparées ; les parties molles de la plaie sont placées plus défavorablement que dans l'opération de Kœnig ; il est quelquefois dangereux pour les branches du facial.

Le procédé de Kœnig ne met guère plus sûrement les rameaux nerveux à l'abri ; il est toutefois recommandé par Ranke. Ranke, en supprimant la seconde incision de Kœnig, prétend amener une cicatrisation plus rapide de la plaie, ce qui est possible, et mettre complètement à l'abri le nerf facial et ses branches supérieures, ce qui n'est pas absolu.

Aucun des autres procédés n'a de sérieux avantages.

Nous ne nous arrêterons pas à donner les indications de tel ou tel autre procédé. Nous dirons simplement ceci : en cas d'arthrite plastique simple, théoriquement la section simple du col du condyle avec ou sans interposition musculaire pourrait suffire ; mais pratiquement ce n'est pas suffisant, car l'expérience paraît démontrer jusqu'ici que la création d'une pseudarthrose ne met pas suffisamment à l'abri de la récidive. Les observations jusqu'ici parues sembleraient prouver la supériorité de la résection du condyle.

Dans les cas plus complexes, avec jetées osseuses, stalactites périarticulaires allant du condyle au pourtour de la cavité glénoïde, il faudrait délaisser *a priori* l'ostéotomie ; seule la résection aurait son indication quoique les résultats n'en soient pas meilleurs.

Nous donnerons plus loin nos conclusions à cet effet.

OBSERVATIONS

OBSERVATION PREMIÈRE

(Humphry)

Résection du condyle de la mâchoire inférieure

In *the Association Medical Journal*, 1856.

Une femme âgée de 21 ans, de forte constitution, fut admise
en juillet 1854 pour une déformation du visage. Le menton
était fortement dévié à gauche. Cette déviation était causée
par le déplacement de la mâchoire inférieure. L'angle droit de
la mâchoire était sur un plan inférieur à celui du côté gauche
et quand la malade voulait rectifier cette position, le menton
et le bord gauche étaient projetés en avant. Au côté droit de
la joue, le condyle plus proéminent formait une légère saillie.
Les mouvements d'ouverture et de fermeture de la bouche
étaient assez faciles ; ils se produisaient avec un léger crépi-
tement dans l'articulation temporo-maxillaire.

Depuis deux ans, cette déviation augmenta graduellement
et s'accompagna de douleurs assez vives. La malade n'a jamais eu de rhumatisme. Elle a fait une chute il y a cinq ans.

Pendant une année, on fit des applications de teinture d'iode
sans aucun résultat. La malade se rendit alors à Londres où
les chirurgiens qu'elle consulta ne donnèrent aucun avis. La
difformité augmentait et aussi la gêne fonctionnelle, au point

que la nourriture ne pouvait plus être broyée. En octobre, Humphry proposa l'excision du condyle droit, dans l'espoir de rétablir la rectitude de position du maxillaire inférieur, et de faire disparaître la crépitation par la création d'une pseudarthrose. Deux mois après, il mit à exécution son opération dont nous avons indiqué la technique au chapitre III.

« L'opération, dit Humphry, réalisa toutes mes espérances ; j'appliquai des points de suture. Le nerf facial et le nerf temporal étaient intacts. La plaie se cicatrisa tranquillement et rapidement ; l'articulation resta dans une bonne position, la difformité avait totalement disparu. La jeune fille put mâcher convenablement sa nourriture, sans difficulté ni inconvénient. Neuf mois après les résultats étaient aussi satisfaisants. »

OBSERVATION II

(Langenbeck)

Ankylose consécutive à une malformation congénitale de la mâchoire inférieure

Voici le rapport de cette observation dans le mémoire de de Schulten :

« Le nommé W..., observé en 1860, était né avec une malformation de la mâchoire inférieure. L'arcade dentaire supérieure était fortement en avant ; pendant les cris, l'ouverture buccale était plus petite que chez les autres enfants. Avec l'âge, les mouvements se limitèrent de plus en plus, et, en 1853, l'occlusion de la bouche était telle que seuls les aliments liquides pouvaient être introduits.

» Langenbeck fit la ténotomie sous-cutanée des deux masséters et fit la dilatation avec le spéculum. Il obtint un écartement suffisant pour permettre l'introduction d'un doigt. Mais au bout d'un an, cette mobilité disparut et, la deuxième année, on constatait l'état suivant : arrêt de développement de la mâchoire inférieure surtout à gauche. Dix dents seulement... Parole inintelligible.

10 juin. — Section sous-cutanée des deux masséters ; l'introduction consécutive d'un élévateur entre les incisives n'amène pas le moindre écartement. Dans chaque tentative, l'apophyse coronoïde s'arrêtant derrière le maxillaire supérieur et l'os malaire, Langenbeck conclut que l'obstacle aux mouvements était dû à une conformation vicieuse de l'apophyse coronoïde et résolut de la détacher à la scie.

22 juin. — Langenbeck fait l'opération dont nous avons décrit rapidement la technique. Immédiatement, il obtient un écartement actif et passif permettant l'introduction de deux doigts.

Les plaies cicatrisèrent complètement au bout de trois semaines. Les mouvements actifs étaient faciles et normaux. On n'a pas entendu parler de l'opéré depuis lors.

OBSERVATION III

(Grübe)

In Journ. Thérap. et gazet'e hebdoma laire, 1864

La nommée Anne Selivanoff, âgée de 21 ans, fut atteinte à l'âge de trois ans d'une carie de l'articulation temporo-maxillaire qui avait laissé une ankylose complète. Depuis quinze ans, elle ne pouvait introduire que des aliments liquides, et, à son entrée à l'hôpital, son extrême maigreur témoignait clairement de l'insuffisance alimentaire. Les mouvements du maxillaire inférieur étaient complètement abolis, même sous chloroforme. Tous les traitements ayant échoué,

Grube se décida à créer une pseudarthrose au moyen du procédé de Dieffenbach légèrement modifié. Il divisa l'apophyse coronoïde à l'aide d'un ciseau droit conduit sur l'index, à la face interne de la joue, puis il sectionna le col du maxillaire. Il put alors écarter la mâchoire inférieure d'un demi-pouce puis d'un pouce au moyen d'un spéculum buccal à vis. Réaction inflammatoire peu intense, et dès le quatrième jour, on peut commencer à imprimer à la mâchoire des mouvements passifs à l'aide d'une spatule de corne introduite entre les dents. Ces exercices, quoique douloureux, furent continués par la malade. Mais on ne put obtenir un plus grand écartement. La chloroformisation montra que l'obstacle était dû à la rétraction du masséter gauche. En effet, celui-ci coupé au ténotome, la malade put elle-même écarter la mâchoire d'un pouce, après vingt jours d'exercices passifs recommencés. La malade se mit à mâcher des aliments très durs et, au bout de huit mois, la guérison persistait en même temps que l'on constatait une très sensible amélioration de l'état général et dans l'expression de la physionomie.

OBSERVATION IV

(Bottini)

Résection sous-périostée des deux condyles pour ankylose complète
de la mâchoire inférieure

In *Communicacione fata alla Régia Academia di Med. in Torino, 1872*

Facienda, jeune garçon de 17 ans, est tombé il y a dix ans, le menton contre terre. Les mouvements de la bouche furent d'abord gênés, puis diminuent peu à peu et aboutissent à une abolition totale. Il avait recours à un coin de bois pour ouvrir la bouche. En décembre 1870, Bottini parvient, sous chloroforme, à lui ouvrir entièrement la bouche et la lui maintient ouverte. Mais l'hypersécrétion salivaire gênant considérablement le malade, l'opération que nous avons décrite fut faite des deux côtés et la bouche se ferma d'elle-même.

Les plaies se réunirent par première intention. Au bout de deux semaines, le malade pouvait de lui-même ouvrir et fermer la bouche sans douleur. Peu après, il partit complètement guéri.

OBSERVATION V

(Little)

Un cas d'ankylose de l'articulation temporo-maxillaire droite,
traitée avec succès par la résection du condyle
In *Transactions Med. Soc. State of New-York* 1874

Rose Lévy, cultivatrice, âgée de 19 ans, entre dans le service en 1873. Il y a sept ans environ, elle eut plusieurs abcès qui, après s'être ouverts, donnèrent issue à de petits séquestres et se fermèrent en laissant des cicatrices déprimées. Une nouvelle poussée se fit, il y a cinq ans, au niveau de l'articulation temporo-maxillaire droite. L'excision de l'abcès et l'extraction d'un séquestre amenèrent la cicatrisation. A ce moment alors, la malade éprouve de la gêne fonctionnelle, laquelle va en augmentant jusqu'à atteindre l'immobilité absolue.

A l'examen, alors, on trouvait un contact intime entre les dents ; on ne pouvait nullement faire mouvoir la mâchoire ; les parties molles étaient normales. L'état général avait beaucoup souffert, la malade n'ayant pris depuis trois ans que des aliments liquides.

Sous éther, on ne peut obtenir aucun écartement du côté droit ; on peut obtenir un écart de six millimètres du côté gauche. L'ankylose osseuse nettement diagnostiquée, on invite la malade à entrer à l'hôpital. Elle y entra le 15 septembre 1873. L'extraction de quelques dents faite à la dernière opération lui avait permis une alimentation plus substantielle ; la malade se portait mieux.

Le 30 septembre, Little fit l'opération que nous avons indiquée. Les parties molles furent suturées et la plaie retenue par un bandage compressif.

1er octobre. — On renouvelle le pansement.

2 octobre. — Gonflement considérable, ouverture de la plaie par la chute de quelques points de suture. Pus.

6 octobre. — On ôte les sutures, la plaie étant cicatrisée. La face tuméfiée ne permet pas l'écartement des maxillaires. Mais la tuméfaction disparaît et le 1er novembre, la malade peut ouvrir la bouche d'environ douze millimètres sans trop souffrir. Le 1er décembre, elle quitta l'hôpital ; elle pouvait écarter la mâchoire de dix-huit millimètres au niveau des incisives médianes. Quatre mois après l'opération, et à la suite d'exercices de dilatation au moyen du dilatateur de Roser, la malade pouvait ouvrir la bouche de deux centimètres et demi environ. La plaie opératoire ne donna lieu qu'à une difformité légère.

OBSERVATION VI

(Witchead)

In the British med. Journ, 1874, Manchester Medical Society
Ankylose de la mâchoire. Opération

La malade, âgée de 10 ans, avait eu la scarlatine il y a six ans ; le deuxième jour de sa fièvre, elle avait eu un abcès en arrière et en bas du pavillon de l'oreille droite et qui ne s'ouvrit qu'au bout de six semaines. Quinze jours après, guérison ; mais gêne des mouvements de la mâchoire jusqu'à l'occlusion complète de la bouche.

La malade ne parvient à s'alimenter que par l'interstice des dents. La dilatation forcée sous chloroforme n'ayant donné aucun résultat, Whitehead fit l'opération à la suite de laquelle la jeune fille ouvrit la bouche presque en totalité et accomplit toutes les fonctions normales de la mâchoire.

Observation VII

(Kœnig)

In *Deutsche Zeitschrift für chirurgie*, 1878

Sophie B..., âgée de onze ans, est entrée dans le service le 19 octobre 1876. Elle dit avoir eu, il y a quatre ans, un écoulement de l'oreille gauche et une tuméfaction de la région malaire du même côté. Ces accidents s'amendèrent au bout d'une semaine. Il y a trois mois, à la suite de l'extraction de l'avant-dernière molaire gauche faite pour calmer des douleurs excessives, elle a vu s'établir peu à peu l'ankylose de la mâchoire. A la palpation, on trouve le condyle épaissi ; les mouvements ne sont pas complètement abolis et l'écartement des mâchoires est de cinq millimètres. Les parties molles sont saines. La dilatation forcée sous chloroforme n'amène aucun résultat permanent et, le 29 novembre, Kœnig pratique la résection de l'articulation temporo-maxillaire. Le 30 décembre, après une faible suppuration, l'expulsion de quelques esquilles osseuses et la formation d'une petite fistule, les mouvements articulaires de la mâchoire étaient complètement rétablis.

OBSERVATION VIII

(Kœnig)

In *Deutsche Zeitschrift für chirurgie*, 1878

Doriette B..., âgée de 27 ans, entra dans le service en octobre 1877. Il y a six ans, elle a eu une fièvre typhoïde très grave à la suite de laquelle se formèrent des abcès osseux à différentes régions ; ainsi, elle eut à la racine de la cuisse droite, au niveau de la région externe, au tiers supérieur, une fistule qui allait jusqu'à l'os ; en même temps se forma, au coude gauche, une tuméfaction dure limitée aux parties superficielles. L'inflammation de l'articulation de la mâchoire laissa une ankylose rebelle ; du côté sain, les mâchoires pouvaient s'écarter de un centimètre. Le menton était fortement poussé en arrière.

Le 31 octobre, Kœnig opéra la malade. Il lui réséqua l'apophyse coronoïde et la tête articulaire. Après l'opération, il mit un drain. La guérison s'obtint sans trace de suppuration. La bouche qui, après l'opération, pouvait être ouverte totalement, conserva dans la suite cet état normal. La malade sortit guérie le 16 novembre.

OBSERVATION IX

(Rossander)

Observation communiquée à de Schülten, in *Arch. gén. de Médecine*, 1879

Une petite fille de sept ans avait eu à cinq ans une scarlatine à la suite de laquelle survint une tuméfaction en avant de l'oreille gauche. En peu de temps, immobilité complète de la mâchoire.

26 janvier 1877 : Rossander fait l'ostéotomie du col du condyle avec le ciseau. Immédiatement, les dents peuvent être écartées de deux centimètres et demi ; et deux mois plus tard, l'état était resté le même.

OBSERVATION X

(Schulten)

In Nord Med. Archiv., Bd. IX, 1878

Un jeune garçon, âgé de 13 ans, eut, il y a dix ans, la scarlatine et, à la suite, une ankylose des deux articulations temporo-maxillaires. La mâchoire inférieure était fortement atrophiée, les dents de l'arcade supérieure recouvrant et cachant presque complètement celles de l'arcade inférieure. De Schulten fit la résection de l'articulation temporo-maxillaire après avoir sectionné les deux apophyses coronoïdes ; il détruisit les adhérences de la mâchoire au niveau de l'autre articulation au moyen de la dilatation forcée.

Guérison assez rapide au moyen d'exercices répétés de l'articulation.

Huit mois après l'opération, la bouche pouvait être ouverte de un centimètre et demi.

OBSERVATION XI

(Ranke)

In Verhandlungen des Deutschen Gesselschaft für chirurgie.
Niergenther Congress. 1885

Un homme âgé de 25 ans eut, à l'âge de 12 ans, une ankylose de l'articulation temporo-maxillaire droite, à la suite d'une fracture directe et sous-cutanée de la portion articulaire.

de la mâchoire. L'écartement possible entre les incisives était à peine de un millimètre. La mâchoire inférieure restée légèrement en arrière par la croissance avait amené une légère déformation du visage. Bien que le malade ne prît qu'une alimentation liquide depuis plusieurs années déjà, son état général ne s'en ressentait nullement. S'étant jusque-là opposé à toute opération, il se décida enfin à réclamer une intervention sous prétexte que son affection était plus notable et qu'il craignait de ne pouvoir, avec cette affection, embrasser sa fiancée. La résection fut faite suivant la méthode de Kœnig, et Ranke put éviter de léser les branches du facial. Bien que la guérison fut retardée par l'élimination d'un séquestre, le résultat fut aussi bon que dans le cas précédent.

Observation XII

(Mazzoni)

Luxation bilatérale de la mâchoire inférieure ancienne et irréductible
Résection des deux condyles avec complet succès

In clinica chirurgica, Roma, 1878.

Une jeune femme, âgée de 27 ans, d'excellente santé, est venue dernièrement à notre clinique en nous racontant qu'il y a huit mois, après avoir baillé, il lui fut impossible d'ouvrir la bouche, et, depuis cette époque, elle est restée dans cet état malgré différentes tentatives de réduction. La mâchoire inférieure est portée en avant, la bouche est ouverte et immobile, la salive s'écoule continuellement. Les incisives supérieures sont distantes des inférieures de près de deux centimètres. Les condyles sont saillants et laissent derrière eux une dépression pouvant recevoir un doigt. Les joues sont déprimées en avant et présentent en arrière une forte saillie au niveau des masséters. La malade balbutie ; la parole est génée. Après avoir fait de nouvelles tentatives de réduction sous chloroforme, on fit la résection des deux condyles.

Le maxillaire inférieur reprit sa place normale, toute difformité avait disparu. Au bout de trois mois, la malade, complètement rétablie, fut présentée à l'académie de médecine de Rome ; la parole est facile et les mouvements de la mâchoire bien rétablis.

OBSERVATION XIII

(Hagedoin)

In Verhandlungen der Deutschen Gesellschaft für chirurgie Neunter congress. 1880

Une femme de 38 ans fut atteinte, il y a six ans, à sa troisième couche, d'un rhumatisme articulaire aigu qui débuta par de vives douleurs au niveau de l'articulation de la mâchoire, puis les autres articulations se prirent à leur tour et la femme fut contrainte de s'aliter pendant quatre mois. Toutes les autres articulations revinrent bientôt à leur état normal, mais les vives douleurs persistèrent toujours à l'articulation temporo-maxillaire. Il y eut de la difficulté de la mastication et l'ankylose s'institua peu à peu ; depuis deux ans, elle est totale, et la malade qui pouvait encore faire passer du pain trempé à travers les dents de devant, ne peut plus s'alimenter que par un espace vide situé au côté droit de la mâchoire et dû à la chute de quelques dents. Les mâchoires étaient si rapprochées que les incisives supérieures recouvraient presque en entier les inférieures. On fit l'opération de Kœnig des deux côtés. Pansement de Lister ; huit jours après, la malade pouvait mouvoir sa mâchoire sans aucune réaction inflammatoire. La plaie du côté droit se réunit par première intention. Il y eut une légère suppuration du côté gauche. Six

semaines après l'opération, la malade pouvait fort bien ti-
rer la langue, et écarter sa mâchoire de deux centimètres
environ. En même temps, elle a reconquis la force nécessaire
pour la mastication. Dans ces derniers temps, les mouvements
ont encore augmenté de façon notable.

OBSERVATION XIV

(Langenbeck)

In *Verhandlungen des Deutschen Gesselschaft für Chirurgie*
Neunter congress. 1880

Une femme d'âge indéterminé fut atteinte d'inflammation
des deux articulations temporo-maxillaires, ce qui amena
une ankylose double complète de la mâchoire inférieure. Les
dents des deux mâchoires étaient absolument serrées et la
malade ne pouvait pas se nourrir. Langenbeck détruisit cette
ankylose avec le ciseau et le maillet.

Après l'opération, la malade put ouvrir la bouche largement et cette guérison persista aussi longtemps que la malade
fut observée.

OBSERVATION XV

(Robert Abbe)

Ankylose temporo-maxillaire. Excision du col du condyle
In *New-York med. Journ. 1880*

Emile L...., âgé de 10 ans, a eu à 3 ans une scarlatine, à
la suite de laquelle s'est déclarée une otite moyenne double
accompagnée de suppuration et d'exfoliation osseuse. L'inflammation a gagné l'articulation temporo-maxillaire et déterminé une ankylose complète de la mâchoire. Il y a quatre

ans, on fit des tentatives de dilatation au moyen d'appareils. Après deux années d'efforts, on s'en tint là. Actuellement, l'enfant présente une occlusion complète de la bouche ; le maxillaire, très atrophié apparemment, est débordé quant à son arcade, de six millimètres par l'arcade du maxillaire supérieur. Entre les deux rangées dentaires, il y a ainsi un petit espace libre par lequel le malade s'alimente. La santé générale est satisfaisante.

En cherchant à séparer la mâchoire mécaniquement, on parvient à obtenir de très légers mouvements, pendant lesquels la mâchoire s'incline visiblement à gauche ; on conclut par là que l'ankylose était du même côté et on résolut l'opération.

Les suites de l'opération furent régulières ; pendant une semaine environ, il y eut un léger abaissement de la joue et de la commissure labiale qui disparut rapidement. La paralysie de l'orbiculaire, plus accentuée au début, s'atténua également assez vite. La mobilité des mâchoires est allée en progressant, et aujourd'hui, quatre mois après l'opération, la mastication s'exécute à merveille. Grâce à l'alimentation plus substantielle, l'état général a beaucoup gagné.

OBSERVATION XVI

(Pughe)
Résection du condyle gauche dans un cas d'ankylose osseuse
In *The Lancet.*, 1880

Arthur S..., âgé de 3 ans et neuf mois, entre à l'hôpital, le 26 avril 1882, pour une impossibilité presque complète d'écarter les mâchoires. A un an et demi, jouant avec un charreton, il fut frappé sous le menton par un des brancards. Il s'ensuivit une hémorragie abondante par la bouche, mais pas de plaie extérieure. Il vint à l'hôpital, — où il resta trois semaines, — avec la mâchoire raide, et la raideur augmenta peu à peu jusqu'à rendre impossible tout écartement des dents. L'enfant paraît bien portant et solide ; il n'a aucune cicatrice soit à la face, soit au cou, et pas de déplacement apparent de la mâchoire.

Il y a un épaississement au niveau de l'articulation temporo-maxillaire gauche et la dépression au niveau de l'arcade zygomatique semble moins prononcée que du côté droit. Sous le chloroforme, on ne peut imprimer le moindre mouvement latéral, mais seulement un très léger mouvement vertical. Les incisives médianes manquant, l'enfant pouvait ainsi s'alimenter.

Le 30 avril, Pughe fit l'opération par la **résection du condyle.**

Dès que la section de l'os fut faite, les mâchoires, séparées avec un coin, purent s'écarter de 18 millimètres.

Il y eut une hémorragie veineuse considérable pendant l'opération.

Suites sans complication. Deux jours après, la bouche fut ouverte à nouveau sous le chloroforme et l'on put séparer les mâchoires d'environ deux centimètres et demi. On répète la même manœuvre tous les deux ou trois jours.

20 juin. — Le malade ouvre de lui-même la bouche d'environ deux centimètres et demi, il ne peut cependant exécuter des mouvements latéraux.

12 juillet. — La blessure est complètement cicatrisée. L'enfant est resté dans le même état jusqu'à aujourd'hui 7 décembre.

Observation XVII

(Mears)

In *The Philadelphia medical Times*, 1883

Un jeune homme de 20 ans reçut, à l'âge de deux ans, un coup de feu de carabine de petit calibre. Une partie de la charge était restée dans la plaie, et au cou, on apercevait encore des traces. Le coup de feu laboura la plus grande partie de la joue gauche, y compris l'apophyse zygomatique, l'os malaire et une partie du maxillaire supérieur. Il en résulta une hémorragie très abondante. Devant l'inaction du médecin, les parents arrêtèrent l'hémorragie par la compression, ce qui permit la cicatrisation de la blessure, après élimination d'esquilles osseuses. Mais il s'ensuivit une ankylose complète de la mâchoire inférieure.

Depuis dix-huit ans, le malade ne pouvait mastiquer complètement sa nourriture. Il y eut arrêt de développement dentaire. La voix était bonne.

Les maxillaires étaient unis du côté gauche par une bande ferme : un léger mouvement latéral seul existait dans l'articulation. A l'œil gauche, il y avait un ectropion considérable de la paupière inférieure attirée par les cicatrices. La cornée était devenue opaque.

Dans une première opération, on remédie à l'ectropion par une autoplastie.

Dans une deuxième, on réséqua le maxillaire au niveau de l'apophyse coronoïde. Six semaines après l'opération, la plaie était cicatrisée, l'ectropion corrigé.

La mâchoire pouvait s'ouvrir de deux centimètres et demi et le malade pouvait mâcher ses aliments au moyen de dents artificielles.

Observation XVIII

(Heath)

Constriction de la mâchoire due à une arthrite rhumatismale ; grande amélioration obtenue par la résection du condyle gauche et du col.

In the British med. Journ., 1884

La malade est âgée de 30 ans. Elle eut, il y a seize ans, une
attaque de rhumatisme et la variole. En 1872, elle eut une
attaque d'hémiplégie partielle du côté gauche, à la suite de
laquelle elle eut une déviation à droite du visage et une difficulté d'ouvrir la bouche. Elle récupéra ses mouvements dans
les membres, mais le déplacement de la mâchoire alla en progressant.

Actuellement, le maxillaire inférieur est déplacé du côté
gauche, il est augmenté de volume, le masséter est tendu.
Paralysie partielle du côté gauche de la face, rien du côté des
membres.

14 mars. — Résection du condyle et d'un fragment de l'apophyse coronoïde.

16 mars. — Pansement de la plaie ; cette dernière est entourée d'une tuméfaction assez intense.

Les suites de l'opération furent marquées par l'augmentation de la tuméfaction et la formation d'une escharre, au milieu de la plaie, qui s'élimina le 20 mars. Le 27, la malade
était guérie ; la sensibilité du côté gauche de la face était
améliorée ; une semaine après, l'œil gauche pouvait se fermer complètement. Le 12 avril, la malade était envoyée à
l'hôpital de convalescence ; quelques mois après, les mouvements de la mâchoire étaient très satisfaisants.

Observation XIX

(Heath)

Constriction du maxillaire inférieur due à des adhérences unissant l'arcade
zygomatique et le condyle. Résection du condyle et d'une partie du zygoma.
Amélioration considérable.

In *the British med. Journ.*, 1884

J. C..., âgé de 12 ans, fit à deux ans une chute d'une grande hauteur sur le côté gauche de la tête. Il se fit de l'inflammation et un abcès vint se faire jour au niveau du zygoma ; il fut ouvert et se cicatrisa en trois semaines environ. Dans ces trois dernières années, l'enfant a remarqué une raideur de sa mâchoire et il eut des douleurs dans les deux articulations temporo-maxillaires, surtout à gauche. L'an dernier, la mère retira des esquilles de la mâchoire du côté droit, ce qui amenda les douleurs de l'enfant. Antécédents personnels et héréditaires bons.

A son entrée à l'hôpital, l'enfant est chétif, malingre ; il porte une petite cicatrice au niveau de l'arcade, la moitié droite et inférieure de la joue est attirée en dedans et forme un creux. La branche ascendante droite du maxillaire inférieur est fortement déviée à gauche ; les mouvements latéraux de la mâchoire sont impossibles. Il n'y a que deux millimètres d'intervalle possible entre les dents. Le toucher digital montre un rétrécissement de la moitié gauche de la cavité buccale, produit par un épaississement au devant du masséter.

12 décembre. — On suture la plaie après l'opération qui a permis un écartement de deux centimètres et demi. Suites satisfaisantes.

Le 20 décembre, il y a peu de douleur et le malade peut,

sans l'aide de coin, ouvrir sa bouche d'environ deux centimètres et demi.

Le 31 décembre, il casse des noix.

Le 6 janvier, il quitte l'hôpital ; le même écartement est possible.

Observation XX

(Heath)

Ankylose de l'articulation temporo-maxillaire gauche, division du col du condyle amélioration non permanente, excision d'une partie du condyle et du col du condyle. Amélioration notable.

In the British. med. Journ., 1884

A. D..., âgée de 9 ans, entre dans le service en 1884, se plaignant de ne pouvoir écarter les dents. Antécédents héréditaires bons ; dans son enfance, elle eut de l'otorrhée et la rougeole, après laquelle il semble que son affection ait commencé. En 1870, elle entrait déjà dans le service ; à cette époque, les mâchoires pouvaient à peine se séparer. On divisa alors le col du condyle avec un ciseau et un maillet, produisant une légère amélioration qui ne se maintint pas.

Actuellement, l'enfant paraît bien portante ; il existe une cicatrice juste au-dessus de l'apophyse zygomatique gauche et une autre au-devant de l'angle de la mâchoire. Il y a un épaississement notable au niveau du condyle gauche et du col du maxillaire inférieur ; de même, autour du masséter qui est normal. L'écart maximum de la mâchoire est de deux millimètres ; pas de mouvements latéraux.

26 mars. — Opération après laquelle on peut séparer facilement les mâchoires de deux centimètres et demi.

28 mars. — Plaie de bonne apparence ; la malade peut ou-

vrir la bouche de près de un centimètre et demi et ne peut fermer complètement l'œil gauche.

Au moment où elle quitte l'hôpital, la malade peut facilement écarter ses mâchoires de deux centimètres et mâcher de la croûte de pain.

Observation XXI

(Bull)

Résection du condyle et du col du condyle à la suite d'ankylose
In New-York, med. Journ., 1885

Jeune garçon âgé de 14 ans, s'est bien porté jusqu'à ces dernières années, lorsqu'il fut pris, il y a quatre ans, d'une otite moyenne de l'oreille droite qui dura environ six mois. Pendant ce temps, on s'aperçoit qu'il ne peut pas ouvrir complètement la bouche, et cette difficulté alla croissant jusqu'à ces trois dernières années. C'est alors qu'il commence à suivre un traitement, la dilatation forcée, qui n'amena aucune amélioration durable.

Le 23 octobre 1884, on résèque le condyle et le col. On ferme la plaie.

24 octobre. — On panse la plaie.

29 octobre. — Température et pouls normaux. Le malade n'a aucune douleur, mange le régime ordinaire de l'hôpital et ouvre largement la bouche.

5 novembre. — Aucune douleur ; les incisives inférieures sont écartées des supérieures de trois centimètres.

23 décembre. — La liberté des mouvements est constante. La cicatrice a la forme d'une dépression dans le sens vertical d'une longueur de trois centimètres.

Observation XXII

(Kulenkampf)

In *Centralblatt für chirurgie*, 1885

Le malade est un jeune garçon de 11 ans, qui, depuis l'âge de 5 ans, est atteint d'une suppuration de la branche horizontale du maxillaire inférieur à gauche, suite probable de périostite. En octobre 1883, première opération au moyen de la curette tranchante, râclage et extirpation de séquestres ; guérison au bout de deux mois, mais persistance de l'ankylose qui existait depuis plusieurs années. La dilatation forcée des mâchoires sous chloroforme ne peut donner un écartement supérieur à six millimètres. Toute la région parotidienne et malaire forme un gonflement manifeste.

Kulenkampf pratique la résection de l'extrémité articulaire suivant la méthode de Mears. Quelques jours après, l'enfant était heureux de pouvoir mâcher. Un an après, il pouvait écarter ses mâchoires de trois centimètres. Le gonflement des parties molles a notablement diminué ; la paralysie de quelques branches du facial a complètement disparu.

Observation XXIII

(Ranke)

In *Verandlungen des Deutschen Gesselschaft für Chirurgie Vierzenther Congress.*, 1885

B. de H.... de Groningue, âgé de 10 ans, présenté au Congrès de chirurgie de 1885, a souffert dans les premières années de sa vie d'une suppuration de l'oreille gauche, ainsi que d'un gonflement des ganglions cervicaux du même côté.

Ces ganglions s'abcédèrent à plusieurs reprises. Vers l'âge de 4 ans, cette affection disparut sans aucun traitement. A la partie inférieure du conduit auditif externe, près de l'insertion du tympan, on remarque une cicatrice blanche, et, dans le quart inférieur du tympan, une autre plus grande. L'acuité auditive est conservée. Au cou, il y a quelques cicatrices insignifiantes.

Dans le cours du développement de leur enfant, les parents remarquèrent qu'il pouvait de moins en moins ouvrir la bouche et qu'enfin il ne pouvait plus du tout l'ouvrir. L'application longuement pratiquée de la dilatation passive avec l'instrument de Heister ne donna aucun résultat. Peu à peu se dessinent des difformités du visage. Grâce aux soins des parents, l'état général ne subit aucune atteinte.

Au mois de février de l'année courante, B. de H... est amené à la clinique de Groningue par un collègue pour la résection de l'ankylose de la mâchoire inférieure. Le jeune homme est vigoureux. L'écartement entre les mâchoires ne dépasse pas un millimètre et demi. La moitié gauche du maxillaire inférieur a subi un arrêt dans son développement : la commissure des lèvres est plus élevée du côté malade.

Le 9 mars 1885, opération : résection de l'apophyse coronoïde et de l'arcade zygomatique. Après l'opération, l'enfant put ouvrir la bouche facilement et sans grande douleur. Il guérit sans une goutte de pus ; et pendant que la plaie guérissait sous la bande antiseptique, il s'amusait à casser des noix. Deux semaines après l'opération, la plaie était cicatrisée, et, grâce à une dilatation constante et progressive, quatre semaines plus tard, le malade ouvrait la bouche de trois à quatre centimètres. Enfin, quatorze semaines après l'opération, on ne distinguait presque plus les cicatrices. Il n'y a pas de croissance osseuse au niveau de la résection.

Observation XXIV

(Ranke)
In Verandlungen des Deutschen Gesellschaft für Chirurgie
Vierzenther congress, 1885

Tandis que dans les deux cas précédents l'ankylose avait
été consécutive à une suppuration, dans notre troisième observation, l'ankylose est due à une ostéomyélite de la branche
gauche du maxillaire inférieur, ostéomyélite aiguë et infec-
tieuse chez une jeune fille de 16 ans. Malgré les maladies du
jeune âge chez la malade, il y avait encore dans la plaie un
séquestre de la grosseur de la moitié du maxillaire inférieur
d'un enfant de 4 à 5 ans contenu dans une crypte mortifiée.
Nous enlevâmes le séquestre et après la guérison de la large
plaie et de la terminaison de toutes les fistules qui s'étaient
produites dans l'intérieur de la bouche et à l'extérieur, une
seconde opération fut nécessaire. On pouvait songer, pour
mobiliser l'os nouvellement formé, à faire la résection de l'ankylose. Dans ce cas, il fallait détruire l'union qui existait
entre le maxillaire inférieur et le temporal, puis enlever encore un pont osseux contenu dans le masseter et qui reliait
le maxillaire à l'arcade zygomatique. De cette façon, la mobilisation devint plus grande, mais elle n'était pas encore complète comme dans les cas précédents. En outre, à la suite des
nombreuses cicatrices et de l'énorme morceau du maxillaire
qu'on a ôté, le visage de la malade est très difforme ; le menton est resté en arrière. Mais l'état général de la jeune fille
s'est notablement amélioré ; grâce à l'enlèvement des os, la
suppuration qui se faisait par la bouche avait totalement disparu.

OBSERVATION XXV

(Kœnig)

In Verhandlungen des deutschen Gesellschaft für Chirurgie
Vierzehnter Congress., 1885. (Banke)

Kœnig relate le cas suivant dans son livre intitulé *Lehrbuch des allgemeinen Chirurgie*. Un jeune garçon de 12 ans, de bonne santé générale, entre à l'hôpital pour se faire opérer d'une ankylose de la mâchoire unilatérale. On fit la résection de l'articulation sous chloroforme ; toute l'opération eut lieu sans aucun accident, quand, au moment de suturer la plaie, le garçon se montrait indocile, on donna encore du chloroforme ; aussitôt, syncope et mort ; tous les efforts pour le rappeler à la vie furent vains.

OBSERVATION XXVI

(Due à l'obligeance du Dr Riche)

Le malade, Thomas Antoine, est un homme âgé de 20 ans, portefaix, entré à l'hôpital pour une ostéomyélite à foyers multiples.

Nous ne relevons rien dans ses antécédents héréditaires ; il n'a jamais été malade.

A l'âge de 11 ans, il a eu une ostéomyélite de l'extrémité inférieure du fémur : cinq mois après le début de cette affection, on lui fait à Cette une incision et un drainage ; cinq mois après, récidive et nouvelle opération à l'hôpital de Montpellier.

Un an après sa sortie de l'hôpital, il se forme un nouvel abcès à la partie inférieure de la cuisse, abcès qui s'ouvre spontanément et se ferme de même après un mois de suppuration. Le même fait se reproduit quatre fois dans l'espace d'un an jusqu'à l'âge de 10 ans. A ce moment-là, il s'est éliminé un petit séquestre aplati en lamelle de la grosseur de l'ongle du petit doigt.

Depuis l'âge de 10 ans jusqu'à il y a quatre mois, il n'y a eu aucun phénomène du côté du fémur ; pas de douleur en particulier, pas d'écoulement. Il y a quatre mois, formation d'un nouvel abcès à la face interne de la partie inférieure de la cuisse, abcès qui s'est ouvert spontanément et pour lequel le malade entre à l'hôpital à Montpellier le 20 décembre 1904.

A l'âge de 12 ans, peu après sa sortie de l'hôpital où il venait d'être opéré de son abcès à la cuisse, le malade a vu se former un nouvel abcès au voisinage de l'angle du maxillaire inférieur du côté gauche. Cet abcès a évolué en dix jours sans grandes douleurs ; il s'est ouvert spontanément et a suppuré pendant quinze jours. Dès les premiers jours de la formation de cet abcès, la constriction des mâchoires atteignait rapidement son maximum et le malade ne pouvait prendre aucun aliment solide, l'écartement des arcades dentaires ne permettant pas même l'interposition du doigt. Les efforts d'abaissement du maxillaire étaient alors très douloureux.

Depuis cette première localisation au niveau du maxillaire inférieur, il ne s'est plus formé d'abcès à ce niveau ; toutefois, le malade y ressentait quelques légères douleurs de temps à autre.

La constriction des mâchoires, totale, a persisté depuis, sans aucune amélioration, et le malade est obligé, pour s'alimenter, de réduire ses aliments en tout menus morceaux qu'il pousse avec les doigts dans un espace artificiel créé par la chute d'une dent.

Il n'y a jamais eu la moindre gène de la respiration, ni de la phonation.

A l'examen fait le 1ᵉʳ mars 1905, on trouve un homme assez robuste, dont l'état général est bon. On remarque une petite fistule à la partie postéro-inférieure de la cuisse gauche et donnant issue à un peu de pus ; le genou est ankylosé, le malade présente une déformation de son membre en baïonnette. Au maxillaire, les arcades dentaires, très rapprochées, ne permettent qu'un écartement maximum de deux millimètres du côté gauche et de cinq millimètres du côté droit. Les mouvements de latéralité sont absolument impossibles. Pas de déviation latérale du maxillaire inférieur ; les incisives se correspondent bien exactement. Pas de déformation de la face ; le maxillaire inférieur paraît avoir subi un léger arrêt de développement. On relève, en outre, une cicatrice blanchâtre au niveau de l'angle de la mâchoire du côté gauche.

A la palpation on sent au niveau du rebord postérieur de la branche montante du maxillaire inférieur du côté gauche une sorte d'échancrure qui semble correspondre à une perte de substance osseuse et qui est entourée par une zone d'hypérostose, qui se prolonge jusqu'en avant du conduit auditif ; la dépression normale qui se trouve en avant du tragus a disparu.

Mouvements spontanés. Le malade ne peut écarter ses mâchoires au delà de deux millimètres à gauche et de cinq millimètres à droite, ce qui indiquerait une ankylose unilatérale. Mouvements provoqués. Les mouvements sont impossibles au delà des limites indiquées ci-avant.

Sur le consentement du malade, M. le professeur Forgue fit l'opération le 2 mars. Anesthésie au chloroforme avec l'appareil d'Harcourt. Une incision horizontale est menée parallèlement à l'arcade zygomatique, une deuxième perpendiculaire à la première est menée en avant du tragus et découvre le bord postérieur de la branche montante ; ces incisions donnent peu de jour, et il est assez malaisé de se rendre un compte exact des rapports des parties osseuses de la région.

Le procédé de M. le professeur Forgue était le suivant : libérer la région du col du condyle de façon à faire passer en arrière et au dessous de ce dernier une scie de Gigli, qui aurait permis la section condylienne. Puis, celle-ci une fois réalisée, on aurait saisi avec un davier la branche de section supérieure et on aurait suivi par en haut le dégagement et l'extirpation du condyle ainsi sectionné. Si la mobilisation ainsi obtenue avait paru insuffisante, on aurait poursuivi du côté de la branche montante du maxillaire, fortement saisie avec un davier, la libération et l'excision portées aussi loin qu'il eût été nécessaire pour obtenir une mobilité parfaite. Or, en application, aucun point de ce projet n'a pu être réalisé. Le condyle était absolument transformé par une hyperostose et par des ossifications périarticulaires en un bloc massif qui, se prolongeant en avant, avait complètement effacé l'échancrure rétrocoronoïdienne. C'est en vain qu'on essaie avec la sonde cannelée courbée suivant divers rayons, avec l'aiguille de Déchamp, avec les conducteurs pour crâniectomie, de contourner cette épaisse jetée osseuse. Pour se donner du jour, on sectionne l'arcade zygomatique ; cela ne change rien à l'impossibilité de passer la scie de Gigli autour de cette masse osseuse. On se décide alors à attaquer ce bloc d'hyperostose au ciseau et au maillet, et on le sectionne suivant une tranché osseuse de 5 à 6 millimètres ; un dernier coup de ciseau ouvre la maxillaire interne, qui donne très abondamment et nécessite un tamponnement très serré. Les suites opératoires sont bonnes. Mais au point de vue des résultats de l'opération, aucune mobilisation n'a encore été obtenue ; il est impossible, même avec un fort écarteur introduit entre les mâchoires, d'obtenir le moindre mouvement d'abaissement du maxillaire. Des ossifications périostiques antérieures péricoronoïdiennes continuent à fixer le maxillaire inférieur dans sa position d'immobilité ; et il n'est même pas établi qu'il n'y ait pas d'ankylose de l'articulation temporo-maxillaire congénère.

CONCLUSIONS

L'ankylose osseuse de l'articulation temporo-maxillaire comporte un traitement palliatif et un traitement préventif.

Le traitement préventif consiste à surveiller avec soin toute cicatrisation des plaies de la région temporo-maxillaire : à recourir, en temps opportun, au traitement énergique des arthrites de l'articulation.

Le traitement palliatif consiste dans l'alimentation à travers une brèche de l'arcade dentaire quand il y a ankylose bilatérale.

Mais alors que devient le traitement curatif ? Assurément, nous ne le rejetons pas ; mais s'il peut être efficace dans quelques rares cas, le plus souvent, il ne réalise pas les merveilles qu'ont avancées les chirurgiens allemands en particulier. On doit avoir recours à la résection de l'articulation quand l'ankylose est récente et unilatérale, lorsqu'elle est fibreuse, qu'elle résulte de l'éruption vicieuse de la dent de sagesse et quand elle n'est pas l'aboutissant d'une arthrite, surtout d'une arthrite suppurée. Car les modifications nombreuses de toutes les parties constituant l'articulation, l'augmentation considérable de volume et l'éburnation de l'os, la production de stalactites osseuses périarticulaires allant du condyle à la glène du temporal, s'opposent à tout succès opératoire. Et nous ne saurions trop insister sur quatre points principaux, à savoir :

1° Même avec la meilleure incision, on risque de blesser les filets nerveux du facial, la branche temporo-faciale en particulier ;

2° Un second écueil dangereux est la déchirure de la maxillaire interne, qui produit une hémorragie très grave ;

3° Les dangers de l'anesthésie par les vomissements qu'elle produit, et, partant, l'asphyxie possible comme nous l'avons montré dans le pronostic (chapitre II) ;

4° La limitation du champ opératoire, qui est excessivement restreint et qui rend les manœuvres très difficiles ; si bien que nous ne saurions mieux appliquer ici le jugement que portait Ranke sur l'opération de Kœnig par lui modifié : « Il ne faudrait pas considérer cette opération comme aisée ; au contraire, elle est extrêmement difficile ; la plaie est très étroite et l'on a trop peu de place et trop peu de lumière. »

INDICATIONS BIBLIOGRAPHIQUES

ABBE (R.). — An operation for the relief of ankyloses of the tempory-maxillary joint. In the New-York med. journ., 1880, p. 362.

BAUMGARTNER. — Traitement de l'ankylose de l'articulation temporo-maxillaire. In Beit zür. Klin. chirurg., XVII, I.

BASSINI. — Sul serramento del Maxilli. Annali universali di med. e chirurg. Milano, 1879, t. CCXLVII, p. 185.

BENNETT. — Soc. de chir. de Londres. In Sem. med. 1889, p. 174.

BÉRARD. — Dict., art. mâchoires, 1838, t. XVIII, p. 440.

BERRUT. — Thèse de concours d'agrégation, 1866.

BLAVETTE. — Thèse de Paris, 1869.

BOTTINI. — Aspirtazione d'ambo, l. condili le. Communicatione fata alla Regia academia di med. in Torino 1872, p. 549.

BULL. — Excision of the condyle and neck of inferior maxilla for ankyloses. New-York med. journ., 1885, p. 65.

CABOT. — Ankyloses of the tempore maxillary joint, etc. In trausac tions of the Americ. Surg. assoc. Philadelphie, 1889.

CECCHERELLI. — Il serramento del mascelli. Milano, 1884.

CHAVASSE. — Constriction absolue des mâchoires par double ankylose temporo maxillaire. In Bull. de la Soc. de chir., 1896, p. 815.

DIEFFENBACH. — Die operative chirurgie, 1885, I, p. 435.

DUNETT-SPANTON. — Of the treatment of the closure of the jaws. Lancet, 16 avril 1881, p. 816.

DUPLAY. — Arch. gén. de méd., 1864.

FARABEUF. — Résection de la mâchoire. In Précis de manuel opératoire, 1885, p. 841.

FORGUE et RECLUS. — Traité de Thérapeutique chirurgicale.

GRUBER. — Ankylosis mandibulæ vera, Arch. für Klin. chirurg., 1863, p. 168.

GUYON. — Art. maxillaires. Dict. encycl. sc. méd.

HAGEDORN. — Chirurg. Congress Verhandlung, 1880, t. I.

HEATH. — Four cases of the closury of the jaws. Med. Journ., 1884, t. II, p. 1190.

HEDRICH. — Virchow Hirsch'schen Jahresberichte, 1872, p. 482.

HUETER (X). — Résect. de l'art. temporo-max. dans un cas d'ankyl. osseuse. In Gaz. méd. de Strasbourg, 1er mai 1891.

HUMPHRY. — Excision of the condyle of the jaws. Association med. Journ., 1856, p. 61.

HEALY. — Ankylose double de l'art. temporo-maxillaire. Gaz. méd., 1841, p. 556.

JALAGUIER. — Constriction des mâchoires, Ostéotomie, etc. In Bull. de Soc. de chir., 1893, p. 1044.

KONIG. — Deutsche Zeitschrift für chir., 1878, t. X, p. 26.

KONIG. — Lehrbuch der allgemeinen chir., p. 61.

KULENKAMPF. — Zur operation der Kieferk'emine Centralblatt für chirurgie, 1885, p. 187.

KUMMER. — Constriction des mâchoires par ankylose temporo-maxillaire. In Bull. de Soc. de chir., 1892, p. 295.

LANGENBECK. — Resection beider Kiefergelenke Wegen totalis ankylose Chirurg. congress. Verhandlung, 1880.

LENTZ. — Ankylose osseuse de la mâchoire inférieure. In 9e congrès français de chirurgie, 1895, p. 113.

LITTLE. — Closure of the jaws. Transact. med. Soc. state of New-York, 1874.

MAAS. — Ankylose des Unterkiefers. Langenbeck's Arch., t. XIII, p. 429.

MALGAIGNE. — Manuel de méd. opératoire, art. Résections.

MATHE. — Th. de Paris, 1864.

MAUR. — Th. de Paris, 18.4.

MAZZONI. — Clinica chirurgica Roma, 1878, p. 103.

MEANS. — Transactions of the America Surg. Association, 1883, t. VI, p. 469.

OLLIER. — Traité des résections. Paris, 1880.

PAYAN. — Gaz. méd., 1841, p. 556.

Pughe. — Case of resection for osseous ankylosis of the jaws. Lancet, 1883, p. 636.

Ranke. — Zur resection der unterkiefergelenke bei ankylosis vera mandibulæ Arch. für Klin. chirurg. congress Verhandlung, 1885.

Richet. — Des opérations applicables aux ankyloses. Th. de concours, 1850.

Sarrazin. — Th. de Paris, 1855.

Sippel. — Th. de Paris, 1885.

Schepens. — Med. Tydschrift voor genecskunde, 1879, p. 385.

Schulten. — Arch. gén. de méd., 1879.

Snell. — Id., 1827.

Tamburini. — Lo Sperimentale, 1877, t. I, p. 363.

Velpeau. — Méd. opératoire, 1839.

Verneuil. — Arch gén. de médecine, 1860.

Whitehead. — British med. Journ., 1874.

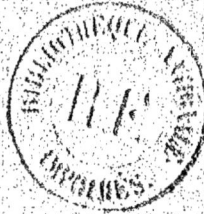

SERMENT

En présence des Maîtres de cette École, de mes chers condisciples, et devant l'effigie d'Hippocrate, je promets et je jure, au nom de l'Être suprême, d'être fidèle aux lois de l'honneur et de la probité dans l'exercice de la Médecine. Je donnerai mes soins gratuits à l'indigent, et n'exigerai jamais un salaire au-dessus de mon travail. Admis dans l'intérieur des maisons, mes yeux ne verront pas ce qui s'y passe ; ma langue taira les secrets qui me seront confiés, et mon état ne servira pas à corrompre les mœurs ni à favoriser le crime. Respectueux et reconnaissant envers mes Maîtres, je rendrai à leurs enfants l'instruction que j'ai reçue de leurs pères.

Que les hommes m'accordent leur estime si je suis fidèle à mes promesses ! Que je sois couvert d'opprobre et méprisé de mes confrères si j'y manque !

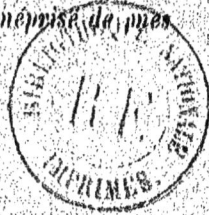

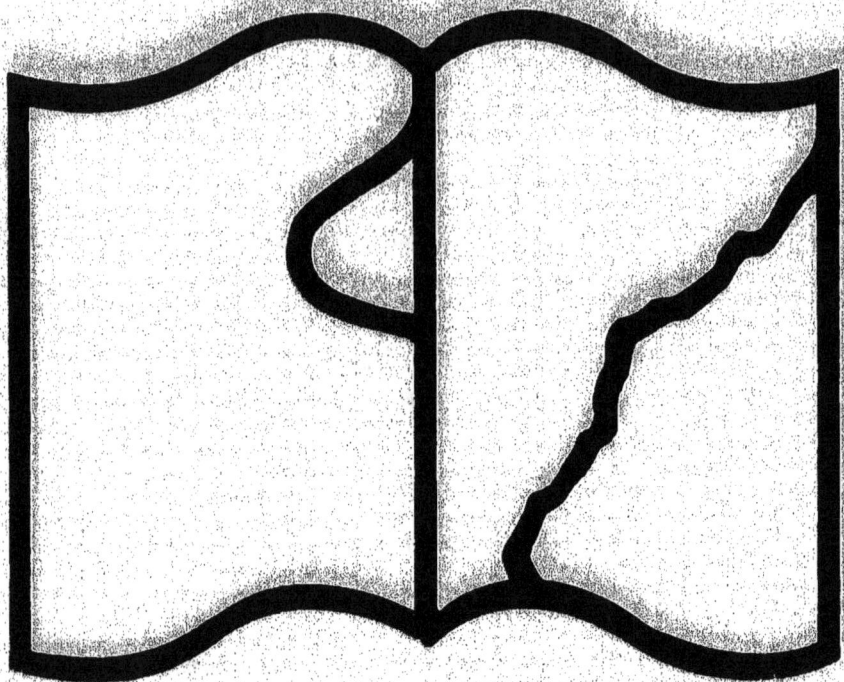

Texte détérioré — reliure défectueuse

NF Z 43-120-11

www.ingramcontent.com/pod-product-compliance
Lightning Source LLC
Chambersburg PA
CBHW050520210326
41520CB00012B/2379